Fogão lento

Um livro de receitas rico e saboroso para toda a família
(Receitas rápidas e fáceis)

Medarno Ortiz

Traduzido por Jason Thawne

Medarno Ortiz

Fogão lento: Um livro de receitas rico e saboroso para toda a família (Receitas rápidas e fáceis)

ISBN 978-1-989891-79-7

Termos e Condições

De modo nenhum é permitido reproduzir, duplicar ou até mesmo transmitir qualquer parte deste documento em meios eletrônicos ou impressos. A gravação desta publicação é estritamente proibida e qualquer armazenamento deste documento não é permitido, a menos que haja permissão por escrito do editor. Todos os direitos são reservados.

As informações fornecidas neste documento são declaradas verdadeiras e consistentes, na medida em que qualquer responsabilidade, em termos de desatenção ou de outra forma, por qualquer uso ou abuso de quaisquer políticas, processos ou instruções contidas, é de responsabilidade exclusiva e pessoal do leitor destinatário. Sob nenhuma circunstância qualquer, responsabilidade legal ou culpa será imposta ao editor por qualquer reparação, dano ou perda monetária devida às informações aqui contidas, direta ou indiretamente. Os respectivos autores são proprietários de todos os direitos autorais não detidos pelo editor.

Aviso Legal:

Este livro é protegido por direitos autorais. Ele é designado exclusivamente para uso pessoal. Você não pode alterar, distribuir, vender, usar, citar ou parafrasear qualquer parte ou o conteúdo deste ebook sem o consentimento do autor ou proprietário dos direitos autorais. Ações legais poderão ser tomadas caso isso seja violado.

Termos de Responsabilidade:

Observe também que as informações contidas neste documento são apenas para fins educacionais e de entretenimento. Todo esforço foi feito para fornecer informações completas precisas, atualizadas e confiáveis. Nenhuma garantia de qualquer tipo é expressa ou mesmo implícita. Os leitores reconhecem que o autor não está envolvido na prestação de aconselhamento jurídico, financeiro, médico ou profissional.

Ao ler este documento, o leitor concorda que sob nenhuma circunstância somos responsáveis por quaisquer perdas, diretas ou indiretas, que venham a ocorrer como resultado do uso de informações contidas neste documento, incluindo, mas não limitado a, erros, omissões, ou imprecisões.

ÍNDICE

Parte 1 1

Canja De Galinha 2

Sopa De Feijão Branco Com Abóbora 4

Gumbo Delicioso 6

Arroz Selvagem Com Frango De Minnesota 8

Sopa De Brócolis Com Queijo 10

Chili 12

Pão De Milho 13

Ensopado De Carne Com Vinho Tinto 15

Jambalayacajun 17

Ensopado Vegetariano De Lentilha E Cogumelos 18

Capítulo 2 19

Pratos Principais Da Slow Cooker... 19

Molho Italiano Autêntico 19

Frango Masala 21

Ingredientes 21

Rolinhos Deliciosos De Repolho 23

Frango À Cacciatore 25

Costeletas De Porco 27

Lasanha 28

Carne Assada 30

Porco Desfiado Ao Molho Barbecue 33

Coxas De Frango Ao Alho E Mel 35

Almôndegas Com Molho 36
Carne Ao Curry 37
Capítulo 3 39
Sobremesas... 39
Maçã Crocante... 39
Banana Foster.. 41
Torta De Pêssego 42
Bolo De Brownie 43
Parte 2... 45
Introdução... 46
1. Chili De Batata Doce... 46
2. Chipotle De Costelas De Porco Com Damasco............. 48
3. Frango Jerk 49
4. Vitela Estufada... 50
5. Arroz De Frango Com Queijo Cheddar E Espargos 51
6. Sopa De Feijão E Espinafre 52
7. Massa Com Molho De Beringela................................... 53
8. Frango Desfiado Com Molho Teriyaki 55
9. Papas De Aveia Com Maçã E Canela 56
10. Pernas De Cordeiro Com Borgonha............................ 57
11. Frango Tex-Mex Em Wraps De Alface 58
12. Chili Verde De Frango Com Feijão Branco 60
13. Sopa De Lentilhas Marroquina.................................... 61
14. Ragu Grego De Frango E Vegetais............................... 62
15. Pudim De Arroz Integral E Côco 64

16. Chili Vegetariano Com Abóbora Manteiga 65

17. Almôndegas De Perú Italianas 66

18. Lombo De Porco Em Cidra De Maçã, Mostarda E Tomilho 68

19. Sopa De Lasanha Vegetariana....................................... 69

20. Pequeno-Almoço De Pêssego 71

21. Risotto De Cevada E Cogumelos 72

Receita De Perna De Frango Com Cranberry Na Crockpot. 75

Receita De Almôndega Com Molho Barbecue Na Crockpot 76

Peito De Peru Recheado Com Pecã E Figo........................ 77

Bife À Rolê Com Cebolinha Na Crockpot............................ 79

Crostini De Carne, Queijo De Cabra E Mel........................ 81

Carne Assada Com Cranberry E Tempero Balsâmico 82

Ombro De Porco Com Feijão Branco 83

Costeleta De Porco Abafada Na Crockpot........................ 85

Presunto Com Queijo Gratinado Na Crockpot................... 87

Coxa De Peru Com Molho Doce E Picante Na Crockpot..... 88

Receita De Molho De Peru Cremoso................................. 90

Receita De Recheio Na Crockpot 91

Batatas Cremosas 93

Cassarola De Batata Doce 94

Cassarola De Vagem Na Crockpot..................................... 96

Receita De Cenouras E Ervilhas Na Manteiga E Mel 97

Receita De Milho Com Queijo Na Crockpot....................... 99

Receita De Maçã Com Crosta Caramelada 100

Sobremesa De Maçãs Doces Recheadas Na Crockpot 101

Bolo De Chocolate Amanteigado 103

Conclusão 104

Parte 1

Canja de galinha

Todo mundo adora uma boa canja de galinha. Aqui vão alguns truques que transformarão sua canja de boa a sublime.

Ingredientes:

1. 1-2 kg. de frango. Tente não usar peito, pois é muito seca. Use coxas e asas, que possuem mais ossos para dar sabor.
2. 6 xícaras de caldo de galinha
3. 1 cebola grande fatiada
4. 2 xícaras de cenouras fatiadas
5. 2 xícaras de aipo fatiado
6. ¼ colher de chá de alecrim e tomilho
7. Sal e pimenta a gosto
8. 1 folha de louro
9. 2 colheres de chá de gengibre moído fino. Este é o segredo de todas aquelas sopas deliciosas servidas nos restaurantes orientais.

Instruções:

1. Coloque a carne de frango na slow cooker.
2. Cubra com o caldo de galinha.
3. Junte todos os ingredientes e misture bem.
4. Deixe ferver por seis horas.
5. Sirva com a massa de sua preferência.

A carne soltará dos ossos, que deverão ser retirados antes de servir. A carne acabará desfiando durante o tempo de cozimento. Tempere a gosto e delicie-se.

Sopa de feijão branco com abóbora

Uma ótima sopa, tanto para vegetarianos quanto para não-vegetarianos.

Ingredientes:
1. 1 abóbora-cheirosa média
2. 1 cebola pequena
3. 2 dentes de alho
4. 1 colher de chá de coentro fresco
5. 2 colher de sopa de pistache tostado
6. 1 cebolinha
7. 3 colher de sopa de cuscuz
8. 2 latas de grãos, preferencialmente grãos de bico ou feijões
9. Sal e pimenta a gosto

Instruções:
1. Coloque todos os ingredientes em uma slow cooker de 6l, exceto os grãos, o cuscuz, a cebolinha e os pistaches, e cubra com 2 xícaras de água.
2. Cozinhe de 3 a 4 horas em fogo alto ou 5 a 6 horas em fogo baixo.

3. Meia hora antes da sopa ficar pronta, coloque o cuscuz em 1 ¼ de xícaras de água e reserve. Misture gentilmente o pistache e a cebolinha e reserve.
4. Aumente o fogo da slow cooker e adicione os grãos.
5. Cozinhe por mais meia hora.
6. Sirva a sopa em uma tigela e cubra com a mistura de cuscuz e pistache.

Gumbo delicioso

Não há nada como uma tigela quente de gumbo da Louisiana. Aumente ou diminua a quantidade de temperos ao seu gosto pessoal. Se estiver em dúvida, maneire nas pimentas e deixe algumas na mesa para que as pessoas adicionem mais se quiserem .

Ingredientes

1. 450g. de carne de frango cortada
2. 450g. de camarão. Mantenha a cauda deles para mais sabor no prato.
3. 450g. de linguiça temperada ou kielbasa
4. 3 xícaras de caldo de galinha
5. 1 cebola média picada
6. 1 pimentão verde picado
7. 1 pimenta forte opcional, como habanero, jalapeño, scotch bonnet, etc.
8. 4 talos de aipo fatiados
9. 800g de tomates picados
10. 3 colher de chá de alho picado

11. ¾ colher de chá de orégano
12. 1 colher de sopa de tempero cajun
13. 1 colher de chá de tomilho
14. 1 1/2 xícaras de arroz cozido

Instruções:
1. Coloque todos os ingredientes em uma slow cooker de 5l, exceto o camarão e o arroz.
2. Cozinhe em fogo baixo, por 6 horas.
3. Meia hora antes do gumbo estar pronto, adicione o camarão e o arroz e tampe.
4. Fica maravilhoso acompanhado com um pão bem crocante.

Arroz selvagem com frango de Minnesota

Eles amam esta sopa durante aqueles invernos frios em Minnesota. O suco de limão adiciona um azedinho delicioso.

Ingredientes:
1. 1 1/2 xícara de arroz selvagem. Não use arroz branco
2. 5-6 xícaras de caldo de galinha
3. 450g. de carne de frango, de preferencia coxas
4. ¾ xícara de cenouras picadas
5. ¾ xícara de aipo picado
6. ¾ xícara de cebolaspicadas
7. ½ colher de chá desálvia
8. ½ colher de sopa de tomilho
9. ½ xícara de farinha
10. ½ barra de manteiga
11. 1 ½ xícara de leite integral
12. 2 colher de sopa de suco de limão

Instruções:
1. Enxágue o arroz na água fria.

2. Coloque o frango, o arroz selvagem, todos os vegetais, o caldo de galinha e ps temperos na slow cooker.
3. Cozinhe em fogo baixo por 6-7 horas.
4. O frango deve estar desfiado. Retire os ossos.
5. Derreta a manteiga em uma panela e polvilhe a farinha. Adicione o leite e misture até ficar cremoso.
6. Adicione a mistura de farinha na slow cooker.
7. Misture o suco de limão.
8. Ajuste a umidade com caldo de galinha ou leite o necessário para dar o gosto desejado.
9. Cozinhe por outra meia hora e sirva..

Sopa de brócolis com queijo

Esta é uma sopa cheia de sabor e uma grande forma de fazer as crianças comerem o brócolis.

Ingredientes:
1. 3 xícaras de brócolis cortados em cubos
2. 3 xícaras de leite (leite integral. Você pode fazer uma mistura meio a meio para enriquecer o sabor)
3. 4 xícaras de caldo de galinha
4. 3 colher de sopa de manteiga
5. 4 colher de sopa de farinha
6. ½ cebola picada
7. 2 colher de chá de alho picado
8. 20g. de cream cheese
9. 2 ½ xícaras de queijo cheddar - ralado
10. Sal e pimenta a gosto
11. Mais queijo cheddar para a cobertura

Instruções:
1. Derreta a manteiga em uma frigideira.
2. Misture a farinha com a manteiga derretida até dar liga.

3. Devagar, adicione o leite e continue mexendo até que atinja uma consistência parecida com molho.
4. Coloque o brócolis, as cebolas, o cream cheese, e o alho na slow cooker. Adicione o caldo de galinha e o molho.
5. Misture tudo e cozinhe por 5 horas.
6. Ajuste o tempero ao paladar.
7. Ao servir, adicione algumas gramas de queijo ralado.

Chili

Esta é a refeição perfeita para receber os amigos. Você pode serví-la com o pão de milho da receita abaixo.

Ingredientes:
1. 900g. de carne magra mída
2. 1 cebola grande, picada
3. 2 dentes de alho picados
4. 80g. de tomate cortados, com caldo
5. 2 latas de feijões vermelhos, com caldo
6. 1 lata média de molho de tomate
7. 2 colheres de sopa de chili em pó
8. 1 colher de chá de cominho em pó
9. ½ xícara de açúcar mascavo
10. Sal e pimenta a gosto

Instruções:
1. Refogue a carne moída e a cebola até dourar, em torno de 10 minutos.
2. Coloque a mistura da carne na slow cooker e adicione todos os outros ingredientes.
3. Cozinhe em fogo baixo por 8 horas.

Pão de milho

Este pão de milho é delicioso.

Ingredientes:
1. 1 xícara de fubá amarelo
2. 1 xícara de farinha
3. 1/3 xícara de açúcar
4. 1 colher de chá de sal
5. 4 colheres de chá de fermento em pó
6. 1 xícara de leite
7. ¼ xícara de óleo vegetal
8. 1 ovo grande

Instruções:
1. Em uma vasilha misture o fubá, a farinha, o fermento, o açúcar e o sal.
2. Adicione o leite, o óleo e o ovo, e misture até ficar homogêneo.
3. Unte as laterais da slow cooker.
4. Preencha a slow cooker com a massa.
5. Cozinhe no fogo alto por 2 hours.
6. Cheque a massa com um palito de dente. O palito deve sair da massa limpo.
7. Deixe o pão esfriar por 10 minutos.

8. Ponha um prato grande de boca para baixo na parte de cima slow cooker.
9. Vire a slow cooker over e deixe o pão cair no prato.

Ensopado de carne com vinho tinto

Qualquer ensopado com vinho vale a pena. Entretanto o segredo deste ensopado são os ossos. Ponha alguns ossos com tutano na slow cooker e sinta o sabor aumentar. Remova os ossos antes de servir.

Refogar a carne e os vegetais na banha do bacon adiciona um sabor excepcional ao prato. Entretanto aumentará também a contagem calórica. Se desejar, você pode usar óleo de canola para refogar a carne e não refogar os vegetais.

Ingredientes:
1. 2 kgde carne de gado, cortado em iscas
2. 450g de tutano
3. 6 xícaras de caldo de carne
4. 4 a 5 fatias de bacon
5. 3 colheres de sopa de farinha de trigo
6. 1 cebola grande picada
7. 2 talos de aipo cortados
8. 450g de cenouras, cortadas em pedaços

9. 450g de cogumelos picados
10. 3 dentes de alho picados
11. Sal e pimenta a gosto
12. 2 colheres de sopa de molho de tomate
13. 1 xícara de vinho tinto

Instruções:
1. Frite o bacon em um frigideira. Reserve o bacon.
2. Empane a carne na farinha e refogue na banha do bacon. Reserve.
3. Refogue os vegetais no restante da banha do bacon.
4. Coloque a carne e todos os vegetais em uma slow cooker de 6 litros.
5. Esmague o bacon frito e adicione na slow cooker.
6. Adicione o caldo de carne, o vinho, o molho de tomate e os temperos.
7. Cozinhe no baixo, de 6 a 8 horas.
8. Se desejado, adicione salsinha antes de servir.

JambalayaCajun

Apimente com este fácil e saboroso prato de frango.

Ingredientes:
1. 700g, de carne de frango
2. 700g, de linguiça de porco com pimenta
3. 80g. de molho de tomate
4. 1 pimentão verde picado
5. 1 ½ xícara de caldo de frango
6. 2 colheres de chá de tempero picante
7. 2 colheres de chá de salsinha
8. ½ colher de chá de tomilho
9. 1 colher de chá de pimenta cayena
10. 450g. de camarão cozido

Instruções:
1. Com exceção do camarão, coloque todos os outros ingredientes na slow cooker.
2. Cozinhe no baixo, por 7 horas.
3. Adicione o camarão e mexa.
4. Cozinhe por outra meia hora.

Ensopado vegetariano de lentilha e cogumelos

Este ensopado é tão saudável quanto é delicioso.

Ingredientes:
1. 8 xícaras de caldo de legumes
2. 2 xícaras de cogumelos frescos, fatiados
3. 5g. de cogumelos. shiitake em pedaços
4. ¾ de xícara de lentilha
5. ¾ de xícara de cevada crua
6. 2 colher de chá de alho picado
7. 3 colheres de sopa de cebola seca em flocos
8. 2 folhas de manjericão
9. 2 folhas de louro
10. Sal e pimenta a gosto.

Instruções:
1. Coloque todos os ingredientes na slow cooker.
2. Cozinhe no alto por 6 horas ou no baixo por10 horas.

3. Adicione as folhas de manjericão antes de servir.

Capítulo 2

Pratos principais da Slow Cooker...

Molho italiano autêntico

Molho italiano de verdade lembra muito pouco essas marinadas fracas servidas frequentemente nos dias de hoje. Este molho é encorpado e cheio de sabores complexos. O segredo para todo este sabor são os ossos. Use quantos tipos de ossos você quiser – costelas de porco ou de gado, canela, espinha de frango etc. Esta receita fica excelente com massa, ou pode ser utilizada na maioria das receitas baseadas em tomate para um sabor extra. O poderoso chefão aprova.

Ingredientes:
1. 1,3kg. de carne com osso
2. 2 latas grandes de molho de tomate
3. 1 lata pequena de extrato de tomate

4. 1 xícara de vinho tinto
5. 3 dentes de alho picados
6. 1 cebola grande picada
7. 2 folhas de manjericão
8. 1 colher de sopa de orégano
9. Um punhado de folhas frescas de manjericão ou uma colher de sopa de manjericão moído seco
10. 450g. de cogumelos fatiados, opcional.
11. Sal e pimenta a gosto.

Instruções:
1. Coloque os ossos em uma assadeira e leve ao forno a 180°C por meia hora. Isto extrairá o máximo de sabor dos ossos.
2. Quando esfriar ao toque, coloque os ossos em uma slow cooker de 6l.
3. Adicione os outros ingredientes e misture bem.
4. Cozinhe no baixo por 10-12 horas.

Frango Masala

Esta é uma refeição elegante que você pode preparar com antecedência. Sirva com arroz.

Ingredientes
1. 2 dentes de alho picados
2. 1 colher de sopa de óleo vegetal
3. 6 peitos de frango desossados
4. Sal e pimenta a gosto
5. 2 xícaras de cogumelos frescos - limpos e picados
6. 3 xícaras de caldo de galinha
7. 3 xícaras de tempero Masala
8. 2 colheres de sopa de amido de milho

Instruções:
1. Doure o alho em um pouco de óleo.
2. Coloque o frango, cogumelos e alho na slow cooker. Sal e pimenta a gosto.
3. Coloque o caldo de galinha e o tempero Masala sobre o frango.
4. Cozinhe no baixo por 6 horas.

5. Misture o amido de milho com 3 colheres de sopa de água. Junte a mistura com o frango.
6. Cozinhe por mais 15 minutos.
7. Sirva o frango em um prato junto com o arroz. Cubra generosamente com o molho.

Rolinhos deliciosos de repolho

Estes rolos de repolho são fáceis de preparar. Imagine chegar em casa do trabalho e ter essa refeição pronta para a janta.

Ingredientes:
1. 1 repolho verde
2. 450g. de carne de porco moída
3. 900g. de carne de gado moída
4. 1 ½ xícaras de arroz (arroz instantâneo é bom, mas arroz basmati é melhor)
5. ¼ colher de chá de alho e cebola em pó
6. ¼ colher de chá de páprica (opcional)
7. Sal e pimenta a gosto
8. 2 latas grandes de molho de tomate (esta receita fica melhor com a receita de molho de tomate caseira descrita acima.)

Instruções:
1. Retire cuidadosamente as folhas do repolho e enxágue bem.

2. Encha uma panela com água e ferva as folhas por 10 minutos ou até amaciarem.
3. Reserve as folhas e deixe esfriar.
4. Misture todos os outros ingredientes. É ok usar as mãos.
5. Preencha uma folha de cada vez com a mistura das carnes.
6. Enrole as folhas e prenda as pontas. Você pode usar palitos de dente ou um barbante para manter os rolinhos fechados.
7. Coloque os rolinhos na slow cooker.
8. Cubra com o molho de tomate.
9. Cozinhe no baixo por 8 horas.

Frango à Cacciatore

Frango à Cacciatore é uma comida deliciosa e é muito fácil de ser preparada. Sirva com a massa de sua escolha.

Ingredientes:
1. 6 peitos ou coxas de frango. Preferencialmente coxas.
2. 900ml de molho de tomate (experimente com o molho caseiro listado anteriormente)
3. 450g de cogumelos frescos
4. 1 pimentão verde, picado sem sementes
5. 1 alho médio cortado
6. 2 dentes de alho triturados
7. Se você utilizar o molho caseiro ou um pote de Ragu, o molho já estará temperado. Se não, adicione orégano e uma folha de louro e tempere com sal e pimenta.

Instruções:
1. Coloque o frango na slow cooker.
2. Adicione os vegetais e temperos.

3. Cubra com o molho e misture.
4. Cozinhe no baixo, de 8 a 9 horas.

Costeletas de porco

Estas suculentas costeletas de porco podem ser servidas com purê de batata.

Ingredientes:
1. 2 colheres de sopa de óleo vegetal
2. 4 costeletas de porco
3. 1 ovo
4. ½ xícara de farinha de trigo
5. 1 cebola média cortada
6. 1 ½ xícara de leite
7. 2 latas de creme ou sopa de cogumelos

Instruções:
1. Enquanto você aquece o óleo em uma frigideira, umedeça as costeletas no ovo batido.
2. Mergulhe as costeletas na farinha.
3. Doure ambos os lados das costeletas na frigideira.
4. Coloque a carne na slow cooker.
5. Cubra com as cebolas.
6. Adicione a sopa e o leite. É mais fácil se vocês misturá-los antes de adicioná-los à slow cooker.
7. cozinhe no baixo por 6-8 horas.

Lasanha

Esta é perfeita para uma refeição em família ou um jantar acompanhado.

Ingredientes:
1. 800 ml de molho de tomate (Use o molho caseiro listado acima, se possível)
2. 1 lata pequena de extrato de tomate
3. ½ colher de chá de orégano, manjericão e tomilho
4. 1 dente de alho picado
5. 450g de queijo cottage
6. ¾ xícara queijo parmesão ralado
7. 12 colheres de sopa de salsinha fresca
8. 10 folhas de massa crua para lasanha
9. 3 xícaras de mussarela ralada

Instruções:
1. Misture os temperos, o molho e o extrato de tomate em uma tigela.
2. Misture os queijos cottage e parmesão em outra tigela.

3. Espalhe meia xícara da mistura do molho de tomate no fundo de uma slow cooker.
4. Adicione uma camada de folha de massa, cubra com a mistura de queijo e então cubra com ⅓ de molho e ⅓ de mussarela.
5. Repita as camadas mais duas vezes.
6. Cozinhe no baixo por 5 horas. Deixe descansar por meia hora e aproveite.

Carne assada

Um assado com molho é, na pior das hipóteses, uma comida confortável. A slow cooker torna o assado fácil de ser preparado, e muito tenro. Se sua slow cooker não for grande o suficiente para comportar a carne e os vegetais, cozinhe as batatas separadamente, ou sirva o assado com massa.

Ingredientes:
1. Uma peça de carne de gado de 1.8 a 2.5 kg.
2. 1/3 xícara de farinha de trigo
3. 2 colher de sopa de óleo vegetal
4. 1.3 kg de tomates, cortados em cubos grandes
5. 4 cenouras picadas
6. 1 cebola grande picada
7. 1 xícara de vinho tinto
8. 2 ½ xícaras de caldo de carne
9. 3 colheres de sopa de extrato de tomate
10. 3 dentes de alho picados

11. 2 folhas de louro
12. ½ colher de chá de tomilho
13. ¼ xícara de salsinha fresca picada

Instruções:
1. Tempere a carne com sal e pimenta.
2. Empane com farinha.
3. Aqueça o óleo em uma frigideira e doure a carne em todos os lados.
4. Coloque a carne em uma slow cooker de 6l.
5. Complete com os tomates, cenouras, cebola e a salsinha.
6. Misture a farinha com o vinho e regue a o preparado
7. Adicione o caldo de carne e os temperos.
8. Misture bem.
9. Cozinhe no baixo por 8-9 horas.
10. Deixe o assado descansar por meia hora.
11. Sirva os vegetais em uma travessa separada.

12. Sirva o molho separadamente, mas regue um pouco a carne.

Porco desfiado ao molho barbecue

Estes sanduíches são de matar.

Ingredientes:
1. 1,800 kg de paleta suína com osso
2. 1 colher de sopa de óleo vegetal
3. Sal e pimenta a gosto
4. 4 colheres de sopa de açúcar mascavo
5. 1 colher de chá de pimenta caiena
6. 2 colheres de sopa de mostarda
7. 1 lata de refrigerante de caramelo
8. 2 colheres de chá de fumaça líquida
9. 12 pães de sanduíche

Instruções:
1. Aqueça o óleo em uma frigideira grande.
2. Tempero o porco com a pimenta caiena, sal e pimenta do reino.
3. Doure a carne em todos os lados por 10 a 15 minutos.
4. Deixe a carne esfriar, então esfregue a mostarda nela, e depois o açúcar mascavo.
5. Coloque o porco em uma slow cooker.

6. Regue com o refrigerante e a fumaça líquida.
7. Cozinhe no baixo por 8 horas.
8. Deixe o porco esfriar um pouco e desfie com dois garfos.
9. Regue o porco com um pouco do caldo de cozimento.
10. Sirva o porco desfiado dentro dos pães de sanduíche.

Coxas de frango ao alho e mel

Eles são tão deliciosos. Podem ser comidos como aperitivos ou parte da refeição,

Ingredientes:
1. 6 coxas de frango
2. ½ xícara molho de soja
3. 1/3 xícara de mel
4. ½ xícara de catchup
5. 1/3 xícara de mel
6. 3 dentes de alho esmagados

Instruções:
1. Coloque as coxas de frango na slow cooker.
2. Misture todos os o outros ingredientes e cubra o frango com o molho.
3. Cozinhe no baixo por 6-8 horas.

Almôndegas com molho

Prepare estas almôndegas para usar no recheio de uma baguete ou para comer com um prato de massa.

Ingredientes:
1. 900g de carne moída
2. 1 ½ xícaras de farelo de pão
3. 2 dentes de alho picados
4. 4 colheres de sopa de salsinha fresca picada
5. 1 cebola média picada
6. 1 ovo grande batido
7. 5 xícaras de molho de espaguete. Pode ser usado o molho sugerido mais acima.

Instruções:
1. Misture todos os outros ingredientes, com exceção do molho.
2. Molde a mistura em pequenas esferas de 5cm.
3. Coloque o molho na slow cooker e adicione as almôndegas.
4. Cozinhe no baixo por 8 horas.

Carne ao curry

Este saboroso prato enche a cozinha com um aroma maravilhoso. Sirva com arroz basmati.

Ingredientes:
1. 1.300 kg de carne bovina cortada em cubos pequenos
2. 2 colheres de sopa de óleo vegetal
3. 450g de batata rosa, cortadas
4. 2 colheres de sopa de curry vermelho em pó
5. 2 colheres de chá de gengibre picado
6. ¼ colher de chá de cominho
7. 2 dentes de alho picados
8. Sal e pimenta a gosto
9. 3 tomates
10. 1 xícara de coentro
11. 5 fatias de pão naan

Instruções:
1. Doure todos os lados da carne no óleo vegetal, por aproximadamente cinco minutos.
2. Enxugue a gordura com papel toalha.

3. Corte os tomates no meio e toste eles em uma chapa ou grill até escurecer.
4. Misture o curry, o gengibre, o alho, o cominho, o sal e a pimenta.
5. Junte as batatas e a carne com a mistura.
6. Coloque as batatas e a carne temperada dentro da slow cooker.
7. Fatie os tomates tostados e coloque sobre a carne.
8. Tire pequenos pedaços de meia fatia do pão naan e coloque na slow cooker.
9. Adicione ¼ xícara de água.
10. Cozinhe no baixo por 7 horas.

Capítulo 3

Sobremesas...

Maçã crocante

Crisps geralmente são mais saborosos que tortas, pois eles possuem mais frutas e tendem a ser mais flocados. A slow cooker ajuda a prepará-los em um estalar de dedos..

Ingredientes:
1. 6 xícaras de maçãs descascadas e sem o miolo.
2. 1 xícara de farinha de trigo
3. ¾ xícara de açúcar
4. ¾ xícara de açúcar mascavo
5. ¾ colheres de chá de noz-moscada moída
6. ¾ colheres de chá de canela em pó
7. Uma pitada de sal
8. 110g de manteiga fatiada
9. 220g de nozes picadas
10. ½ xícara de açúcar colher de sopa deamido de milho

11. 2 colheres de sopa de suco de limão

Instruções:
1. Em uma tigela, misture a farinha, 1/2 xícara de açúcar mascavo, 1/2 xícara de açúcar, 1/2 colher de chá de noz-moscada, a canela e o sal.
2. Adicione a manteiga e misture até que a textura fiquegrossa e quebradiça. É ok usar as mãos.
3. Adicione as nozes.
4. Em outra tigela, misture o restante do açúcar, o gengibre, o amido de milho, a noz-moscada e a canela.
5. Coloque as maçãs no fundo da slow cooker.
6. Cubra com a mistura de farinha/açúcar mascavo.
7. Polvilhe a mistura de amido de milho; regue com o suco de limão.
8. Espalhe as nozes picadas por cima.
9. Cozinhe no baixo por 4 horas.
10. Deixe a slow cooker destapada por uma hora, para a cobertura assentar.

Banana Foster

Esta é uma sobremesa ótima e fácil de preparar.

Ingredientes:
1. 4 bananas fatiadas e descascadas
2. 5 colheres de sopa de manteiga derretida
3. 1 xícara de açúcar mascavo light
4. 1/3 xícara de rum
5. 1 colher de chá de baunilha
6. ¼ colher de chá de canela em pó
7. 4 colher de sopa de nozes picadas
8. 4 colher de sopa de coco ralado

Instruções:
1. Coloque as fatias de banana na slow cooker.
2. Em uma tigela, misture o açúcar mascavo, a manteiga, o rum, a canela e a baunilha.
3. Espalhe a mistura sobre as bananas.
4. Cozinhe no baixo por 2-2 ½ horas.
5. Adicione as nozes e o coco ralado.
6. Deixe cozinhar por mais meia hora .

Torta de pêssego

Esta torta de pêssego fica deliciosa com sorvete de baunilha. Pêssegos frescos são indicados. Se não houver disponibilidade, tente com os congelados, mas por favor não utilize os enlatados.

Ingredientes:
1. 170g de açúcar mascavo light
2. 120g de açúcar
3. 1/3 xícara de aveia em flocos
4. ½ xícara de mistura para biscoito
5. ½ colher de chá de canela em pó
6. 5 pêssegos – descascados e fatiados

Instruções:
1. Unte o interior da panela com manteiga ou spray antiaderente.
2. Misture todos os ingredientes com exceção dos pêssegos.
3. Adicione as fatias de pêssego à mistura de aveia.
4. Usando uma colher, transfira a mistura para a slow cooker.
5. Cozinhe no baixo por 4 horas.

Bolo de brownie

Este é tanto um brownie quanto um bolo. O que mais você poderia querer? A parte de fora é bonita e crocante, enquanto o interior é macio e chocolate derretido.

Ingredientes:
1. ¾ de manteiga sem sal derretida
2. Manteiga extra para untar a slow cooker
3. 1 ¾ xícaras de açúcar
4. 170g de chocolate amargo
5. 1/3 xícara de farinha de trigo
6. 3 ovos grandes batidos
7. 1 colher de chá de baunilha
8. Uma pitada de sal.
9. 110g de pastilhas de chocolate meio amargo

Instruções:
1. Forre a slow cooker com papel alumínio.
2. Unte o papel alumínio com manteiga.

3. Em uma tigela, misture todos os ingredientes, exceto as pastilhas de chocolate.
4. Gentilmente misture as pastilhas de chocolate na massa..
5. Transfira a massa para a slow cooker.
6. Cozinhe no baixo por 3 horas.
7. Este bolo fica muito saboroso servido quente, com sorvete de baunilha.

Parte 2

Introdução

Bem vindo e obrigado por descarregar o meu livro digital.

Agreguei neste livro 21 Receitas Saudáveis em Panela de Cozedura Lenta, cuidadosamente seleccionadas para este livro, para o ajudar a iniciar uma dieta e uma vida mais saudáveis. Vai certamente apaixonar-se por cada uma destas receitas, pois estas vão surpreende-lo com novos sabores e todas têm links no Índice para facilitar o seu acesso.

1.Chili de batata doce
Ingredientes
1 colher de sopa de azeite
150g de cebolapicada
2 dentes de alho picados
1,5 kg de carne magra de peru picada
175g de pimento vermelho sem sementes, cortado em cubinhos
115g de aipo picado
50g de cenoura picada
300g de batata doce, cortada em cubinhos
1 lata (540 ml) de tomates picados, escorridos

200ml de molho de tomate
100ml de caldo de galinha
2 colheres de chá de flocos de pimento vermelho
2 colheres de chá de cominhos moídos
2 colheres de chá de coentros moídos
Sal e pimenta
1 lata de 540 ml de feijão vermelho, escorridos e enxaguados
Cebolinha picada para guarnecer

Preparação

Aquecer em lume médio o azeite numa frigideira grande.

Adicionar e saltear a cebola durante 3 minutos, depois adicionar o alho e saltear mais 30 segundos.

Juntar a carne, separando-a com uma colher de pau, durante cerca de 5 minutos, até estar cozinhada.

Colocar a carne na panela de cozedura lenta.

Adicionar o aipo, a cenoura, a batata doce, os tomates, o molho de tomate, o caldo de galinha e os temperos.

Misturar, tapar e cozinhar no Baixo (LOW) durante 5 ou 6 horas.

Juntar o feijão e deixar aquecer, cerca de 10 minutos.
Guarnecer com a cebolinha.

2. Chipotle de costelas de porco com damasco

Ingredientes
Preparação
Aquecer o grelhador do forno. Cortar as costelas e porções de 1 ou 2 costelas. Temperar com sal e pimenta preta. Colocar as costelas numa grelha com tabuleiro de ir ao forno.

Grelhar as costelas a cerca de 15 cm da resistência durante 10 minutos ou até ficarem castanhas, virando-as a meio desse tempo. Transferir as costelas para uma panela de cozedura lenta.

Numa taça misturar molho de chili, damascos, açúcar amarelo e os pimentos chile. Verter sobre as costelas.

Colocar a tampa e cozinhar durante 6 a 7 horas no LOW ou 3 a 3 horas e meisa no HIGH.

Transferir as costelas para uma travessa. Transferir o molho para uma taça e coar a gordura. Servir o molho com as costelas.

3. Frango Jerk

Ingredientes
2 ou 3 talos de cebolinha picada
¾ de colher de chá de tomilho seco
1 dente de alho
¼ de colher de chá de pimenta Caiena (ou mais, se preferir mais picante)
1 colher de chá de pimenta da Jamaica moída
1 colher de chá de mostarda seca moída
¼ de colher de chá de canela
½ colher de chá de sal
1 colher de sopa de sumo de limão fresco
1 colher de sopa de mel
900g de pernas de frango (cerca de 10 pedaços), com ou sem pele como preferido
1 colher de chá de azeite ou óleo de coco para untar a panela

Preparação
Para preparar o tempero Jerk, misturar todos os ingredientes (exceto o frango e o

óleo ou azeite) no copo de uma misturadora e misturar bem.

Untar a panela de cozedura lenta com o óleo ou o azeite e colocar o frango no seu interior. Colocar o tempero por cima. Cozinhar no LOW durante 4 horas, virando o frango e regar com o molho a meio desse tempo, se possível.

Antes de servir, ligar o grelhador do forno. Transferir o frango para um tabuleiro do forno e regar com o restante molho. Gratinar o frango até estar crocante na superfície, durante cerca de 5 minutos.

4. Vitela estufada

Ingredientes

3 colheres de sopa de farinha

450g carne de vitela magra para estufar, retirar gorduras visíveis e cortar em cubos com cerca de 2,5 cm de lado

1 colher de sopa de azeite

600ml de caldo de carne, sem gordura e com baixo teor de sódio

200ml de água

3 cenouras grandes, cortadas em pedaços

230g de cogumelos fatiados

1 batata doce, descascada e cortada aos cubos
1 cebola picada
½ colher de chá de tomilho seco
½ colher de chá de pimenta preta moída

Preparação

Colocar a farinha num saco com fecho. Adicionar a carne e misturar para cobrir com a farinha.

Aquecer bem o azeite numa frigideira. Juntar a carne e saltear durante 6 a 8 minutos, virando com frequência até estar uniformemente dourada.

Transferir a vitela e restantes ingredientes para uma panela de cozedura lenta.

Tapar e cozinhar no LOW durante 8 horas.

5. Arroz de frango com queijo Cheddar e espargos

Ingredientes

Spray para untar
400ml de água
230g de carne de coxa de frango sem osso, pele ou gordura, cortada em pequenos pedaços
225g de cebola picada

225g de arroz integral cru, de preferência vaporizado
4 dentes de alho picados
2 colheres de chá de caldo de galinha sem sal granulado
½ colher de tomilho seco
250g de espargos frescos, cortados em pedaços com 5cm, ou juliana de feijão verde congelada (descongelado)
½ colher de chá de sal
50g de queijo Cheddar magro picante, ralado

Preparação

Untar a panela de cozedura lenta com o spray.

Colocar a água, frango, cebola, arroz, alho, caldo e tomilho na panela.

Tapar e cozinhar no HIGH durante 90 minutos ou no LOW durante 3 horas.

Desligar. Soltar o arroz com um garfo. Misturar os espargos. Tapar e deixar repousar durante 10 minutos.

Misturar o sal e polvilhar com o queijo.

6. Sopa de feijão e espinafre

Ingredientes

3 latas de 420ml de caldo de legumes

1 lata de 440ml de polpa de tomate
1 lata de 440ml de feijão branco, escorrido e enxaguado
115g de arroz integral cru
75g de cebola finamente picada
1 colher de chá de manjericão seco
¼ colher de chá de sal
¼ colher de pimenta preta
2 dentes de alho picados
1,8kg de espinafres frescos grosseiramente cortados, ou folhas de kale
Queijo parmesão finamente ralado

Preparação

Numapanela de cozedura lenta combinar o caldo de legumes, polpa de tomate, feijão, arroz, cebola, manjericão, sal, pimenta e alho.

Tapar; cozinhar no LOW durante 5 a 7 horas ou no HIGH durante 2,5 horas a 3,5 horas.

Antes de servir, misturar os espinafres ou kale e polvilhar com o queijo.

7. Massa com molho de beringela

Ingredientes

1 beringela média
75g de cebola picada

2 latas de 410g de tomate picado
1 lata de 170g de pasta italiana de tomate
1 lata de 115g de cogumelos laminados
60 ml de vinho tinto seco
60 ml de água
2 dentes de alho picados
1 ½ colher de chá de orégãos secos
75g de azeitonas kalamata (ou pretas), descaroçadas e fatiadas
2 colheres de sopa de salsa fresca picada
Pimenta preta
Pasta penne cozida
Queijo parmesão ralado

Preparação

Descascar a beringela e cortar em cubos com 2,5 cm de lado.

Numa panela de cozedura lenta misturar os cubos de beringela, cebola, tomate com o respectivo sumo, polpa de tomate, cogumelos, vinho, água, alho e orégãos.

Tapar e cozinhar no LOW durante 7 a 8 horas, ou no HIGH durante 3,5 a 4 horas.

Envolver as azeitonas e a salsa. Temperar a gosto com pimenta.

Verter o molho sobre a massa; polvilhar com o queijo ralado e servir.

8. Frango desfiado com molho teriyaki

Ingredientes

900g de peito de frango

Molho

100 ml de molho de soja baixo em sódio
80 ml de mel
50g de cebola roxa picada
30 ml de molho chili vermelho
1 colher de sopa de alho (moído)
3 colheres de sopa de amido de araruta
Azeite em spray

Guarnecer

Sementes de sésamo
Cebolinha picada

Preparação

Untar a panela de cozedura lenta com o azeite em spray.

Colocar na panela todos os ingredientes do molho (exceto o amido) e misturar.

Juntar os peitos de frango à mistura e envolver para cobrir a carne com o molho.

Tapar e cozinhar no HIGH de 3 a 4 horas ou no LOW entre 6 e 8 horas.

Retirar o frango e coloca-los numa taça. Desfazer a carne com a ajuda de dois garfos e reservar.

Aquecer bem uma frigideira funda e adicionar o molho da panela e deixar ferver. Adicionar o amido ao molho e misturar. DICA: misturar o amido em 1,5 colher de água fria antes de o adicionar ao molho.

Retirar a frigideira do lume e deixar engrossar um pouco o molho.

Devolver a carne à panela de cozedura lenta e juntar o molho teriyaki. Misturar.

Cozinhar durante 20 a 30 minutos no LOW e servir.

Guarnecer com as sementes de sésamo e a cebolinha.

9. Papas de aveia com maçã e canela
Ingredientes

175g de flocos de aveia (não usar papas de aveia instantânea)

750 ml de leite de amêndoa sem açúcar

500 ml de água

2 maçãs pequenas verdes cortadas em pequenos pedaços

1 ½ colher de sopa de canela

2 colheres de sopa de maca em pó

55g de açúcar de coco (1colher de sopa de stevia) (opcional)

1 colher de sopa de extracto de baunilha
Óleo de coco em spray

Preparação

Untar bem a panela de cozedura lenta com o óleo de coco para impedir a aveia de queimar por ficar colada nas paredes laterais da panela.

Colocar todos os ingredientes na panela e misturar com uma espátula.

Tapar a panela e cozinhar durante a noite no LOW, durante 7 a 8 horas. Se acordar durante a noite pode mexer a aveia, mas não é necessário fazê-lo.

Quando terminar o tempo, misturar e disfrutar. As sobras podem ser acondicionadas no frigorífico durante 5 dias, mas o seu reaquecimento deve respeitar as boas práticas do mesmo.

10. Pernas de cordeiro com Borgonha

Ingredientes

4 pernas de cordeiro (cerca de 560g cada)
Sal e pimenta q.b.
2 colheres de sopa de salsa seca
2 colheres de chá de alho picado
½ colher de sopa de orégãos secos
½ colher de sopa de casca de limão ralada

75g de cebola picada
1 cenoura média picada
1 colher de sopa de azeite
250ml de vinho Burgundy ou caldo de carne
1 colher de chá de caldo de carne granulado

Preparação

Temperar a carne com sal e pimenta. Colocar numa panela de cozedura rápida. Juntar salsa, alho, orégãos e casca de limão.

Numa pequena frigideira saltear a cebola e a cenoura em azeite durante 3 ou 4 minutos, ou até amolecerem. Verter sobre a carne. Tapar e cozinhar no LOW durante 8horas ou até a carne ficar tenra.

Retirar a carne da panela e manter quente. Coar os líquidos resultantes da cozedura e remover a gordura. Num pequeno tacho ferver os líquidos até reduzir para metade. Verter o molho sobre a carne e servir.

11. Frango Tex-Mex em wraps de alface

Ingredientes

680g de peito de frango, sem pele nem osso
1 ½ colher de sopa de tempero de taco
1 jalapenho, sem sementes, fatiado
1 frasco de 470 ml de molho "salsa"
1 cebola amarela picada
Sal q.b.
Folhas de alface "iceberg" para enrolar

Preparação

Polvilhar os peitos de frango com o tempero e coloca-los na base da panela de cozedura lenta.

Espalhar cebola e o jalapenho sobre a carne. Verter o molho "salsa" sobre o frango. Tapar a panela e cozinhar no LOW durante 4 a 5 horas.

Retirar o frango da panela e cortar em pequenos pedaços. Voltar a colocar a carne na panela e misturar no molho. Temperar com sal a gosto.

Para fazer os wraps de alface, estender uma folha de alface e colocar sobre ela um pouco de frango com molho. Enrolar a folha de alface e servir.

12. Chili verde de frango com feijão branco

Ingredientes

900 g de peito de frango
1 cebola pequena picada
2 jalapenhos frescos, sem sementes, fatiados
2 colheres de chá de alho moído
1 colher de chá de cominhos
½ colher de chá de orégãos
¼ de colher de chá de alho em pó
¼ de colher de chá de pimenta preta
¼ de colher de chá de cebola em pó
2 latas de "chili verde"
250 ml de molho "salsa verde"
2 latas de feijão branco, drenado e enxaguado
950 ml de caldo de galinha
Sumo de 1 lima
1 ½ colher de sal, sal com alho ou sal com tempero cajun

Preparação

Colocar a cebola, os pimentos e o alho na panela de cozedura lenta.
Juntar os peitos de frango e os temperos.

Adicionar o conteúdo da lata de "chili verde" (incluindo líquido) e "salsa verde".

Adicionar o feijão branco e o caldo de galinha.

Cozinhar no LOW durante 8 horas ou no HIGH durante 4 horas.

Antes de servir, retirar da panela, desfazer os peitos de frango e voltar a colocar a carne na panela.

Verter o sumo de lima para dentro da sopa e polvilhar com sal, mexer e deixar cozinhar mais 20 a 30 minutos.

13. Sopa de lentilhas marroquina
Ingredientes

1 peito de frango cortado em pequenos pedaços
1 embalagem de 450g de lentilhas, lavadas
1 lata de 830 ml de tomates picados
1 l de caldo de galinha
4 dentes de alho picados
1 cebola picada
1 colher de chá de canela moída
1 colher de chá de carril em pó
1 colher de chá de gengibre em pó
2 colheres de chá de molho "sriracha"
Sumo de 1 limão

Salsa fresca para guarnecer

Preparação

Juntar todos os ingredientes, excepto o sumo do limão e a salsa, na panela de cozedura lenta.

Misturar bem, tapar e cozinhar no LOW durante 8 a 10 horas. Ver notas sobre dicas para cozer lentilhas na panela de cozedura lenta.

Quando a sopa estiver cozinhada, misturar o sumo do limão acabado de espremer.

Distribuir por tijelas ou servir sobre arroz.

Guarnecer com salsa fresca.

14. Ragu grego de frango e vegetais

Ingredientes

450g de cenouras cortadas em pequenos pedaços, ou cenouras baby

450g (3 ou 4 médias) batatas amarelas, descascadas e cortadas em palitos (espessura semelhante às cenouras)

900g de coxas de frango, sem pele nem osso, aparadas

1 lata de 420 ml de caldo de galinha com baixo teor de sódio

80 ml de vinho branco seco

4 dentes de alho picados

¾ colher de chá de sal
1 lata de 440 ml de corações de alcachofra, lavados e cortados se forem grandes
1 ovo grande
2 gemas de ovos grandes
80 ml de sumo de limão
5 g de aneto fresco picado
Pimenta recém moída

Preparação

Espalhar as cenouras e as batatas pelo fundo e paredes laterais de uma panela de cozedura lenta. Colocar o frango sobre os vegetais. Num tacho colocar caldo, vinho, alho e sal e deixar levantar fervura. Verter sobre a carne e os vegetais. Tapar e deixar cozinhar até a carne e os vegetais estarem tenros, 2 horas e meia a 3 horas no HIGH ou 4 a 4 horas e meia no LOW.

Adicionar alcachofras à panela de cozedura lenta, tapar e cozinhar no HIGH durante 5 minutos. Entretanto, misturar ovo, gemas e sumo de limão numa taça. Transferir o frango e os vegetais para uma terrina com o auxílio de uma escumadeira. Tapar e manter quente.

Adicionar cerca de 125ml de líquido da cozedura à mistura de ovo. Misturar até ficar homogéneo. Misturar esta mistura no remanescente líquido de cozedura na panela de cozedura lenta. Tapar e cozinhar cerca de 15 a 20 minutos, misturando 2 ou 3 vezes, até engrossar um pouco, e até o molho atingir cerca de 70ºC (controlar com termómetro próprio). Adicionar aneto e pimenta. Verter o molho sobre o frango e os vegetais e servir.

15. Pudim de arroz integral e côco
Ingredientes
Spray de cozinha antiaderente
750 ml de água de coco
1 lata de 400 ml de leite de coco "lite"
65g de açúcar
1 colher de sopa de extracto de baunilha
1 pitada de sal "kosher"
280g de arroz integral
2 colheres de sopa de manteiga sem sal, em pequenos pedaços
1 colher de chá de casca de limão finamente ralada
Toppings sugeridos: manga e ananás frescos ou desidratados picados,

framboesas frescas ou congeladas (descongeladas), raspas de coco torrado, gengibre picado cristalizado

Preparação

Untar uma panela de cozedura lenta com spray de cozinha antiaderente. Misture a água de coco, leite de coco, 350 ml de água, açúcar, baunilha e sal na panela até que o açúcar fique dissolvido.

Misturar o arroz e cozinhar no HIGH durante 4 horas ou no LOW durante 5 a 6 horas.

Destapar, misturar bem e deixar repousar 15 minutos. Transferir para uma taça grande e misturar a manteiga. Continuar a arrefecer, misturando, até ficar morno. Misturar a casca de limão ralada. Servir morno ou deixar arrefecer completamente.

Colocar o topping da sua preferência.

16. Chili vegetariano com abóbora manteiga

Ingredientes

1 cebola média picada

1 pimento vermelho sem sementes cortado em cubinhos

1 lata de 400g de tomates picados grelhados
1 lata de 400g de feijão, escorrido e lavado
500g de abóbora, descascada e cortada em cubinhos
450 ml de caldo de galinha ou de vegetais, com baixo teor de sódio
175g de milho fresco ou congelado
3 dentes de alho picado
2 pimentoschipotle em marinada, picados (remover sementes para atenuar o picante)
2 colheres de sopa de cominhos
1 colher de sopa de chili em pó
1 colher de sopa de paprica fumada
1 colher de chá de orégãos
Sal e pimenta a gosto

Preparação

Colocar todos os ingredientes na panela de cozedura lenta e cozinhar no HIGH por 4 horas ou no LOW durante 8 horas.

Decore com cebolinha, iogurte grego, coentros ou chips de tortilha esmagados.

17. Almôndegas de perú italianas

Ingredientes

580g de carne magra de perú picada

25g de pão ralado de trigo integral, temperado
25g de queijo ReggianoParmigiano ralado
25g de salsa finamente picada
1 ovo
1 dente grande de alho esmagado
1 colher de chá de sal Kosher e pimenta

Para o molho
1 colher de chá de azeite
4 dentes de alho esmagados
1 lata de 800g de tomate pelado esmagado
1 folha de louro
Sal e pimenta a gosto
25g de manjericão ou salsa picada

Preparação
Numa taça grande, misturara carne de perupicada, pão ralado, ovo, salsa, alho e queijo. Com mãos limpas, misturar todos os ingredientes e formar pequenas almôndegas.

Numa pequena panela, aquecer o azeite em lume médio. Adicionar o alho e refogar até dourar, tendo cuidado para não queimar.

Despejar os tomates esmagados na panela de cozedura lenta com a folha de louro. Adicionar o alho e o óleo.

Colocar as almôndegas no molho, cobrir e cozinhar no LOW durante 4 a 6 horas. Quando as almôndegas estiverem prontas, ajustar o sal ea pimenta a gosto e adicionar manjericão ou salsa picada fresca.

Servir com queijo ricotta, sobre massa ou com pão francês.

18. Lombo de porco em cidra de maçã, mostarda e tomilho

Ingredientes

1 colher de sopa de azeite
Sal e pimenta
900g de lombo de porco
1 cebola picada
2 dentes de alho esmagados
225g de cidra de maçã
2 colheres de sopa de mostarda Dijon
1 colher de sopa de sumo de limão
¼ a ½ de colher de chá de flocos de pimenta vermelha (dependendo da intensidade de picante pretendida)
2 ou 3 raminhos de tomilho

Preparação

Numa frigideira grande adicionar o azeite e aquecerbem. Polvilhar a carne de porco com sal e pimenta e, em seguida, alourar de todos os lados, girando a carne com a ajuda de pinças, conforme necessário.

Retirar a carne de porco da frigideira e colocar na base da panela de cozedura lenta. Adicionar a cebola e o alho à frigideira, e refogar até dourar, cerca de 8 minutos. Adicionar a cebola eo alho à carne.

Entretanto, misturar a cidra de maçã, mostarda, sumo de limão e flocos de pimenta vermelha numa tigela. Derramar um bocado da mistura da cidra de maçã na frigideira e caramelize-a.

Despejar toda a mistura de cidra sobre a carne de porco e adicionar ramos de tomilho.

Cozinharno LOW por 7 a 8 horas, ou no HIGH por 4 horas.

19. Sopa de lasanha vegetariana
Ingredientes

1 cebola amarela picada
250g de cogumelos castanhos fatiados

2 curgetes fatiadas
4 dentes de alho picados
1 lata de 440 ml de molho de tomate
1 lata de 800g de tomate pelado esmagado
1350ml de caldo de galinha
2 folhas de louro
2 colheres de chá de orégãos secos
1 colher de sopa de manjericão seco
1/8 de colher de chá de flocos de pimenta vermelha
2 colheres de chá de sal Kosher
2 colheres de chá de pimenta preta recém moída
340g de massa de lasanha
900g de espinafres frescos

Para o topping de queijo ricotta
225g de queijo ricotta
50g de queijo mozzarella ralado
40g de salsa picada
40g manjericão picado
Sal Kosher a gosto

Preparação
Juntar a cebola, cogumelos, curgetes, alho, molho de tomate, tomates esmagados, caldo de legumes, folhas de louro,

orégãos, manjericão, flocos de pimenta vermelha, sal Kosher e pimenta preta na panela de cozedura lenta. Cozinhar no LOW durante 7 horas ou no HIGH durante 3 horas e meia a 4 horas.

Terminado o tempo de cozedura, cozinhara massa de lasanha de acordo com as direções do pacote, drenar, enxaguar e adicionar à sopa. Podem ser cortados em pedaços menores. Adicionar o espinafre e aquecer até amolecer; distribuir por tigelas de sopa e cobrir com um muito queijoricotta.

Para a cobertura do queijo ricotta: misturar todos os ingredientes numa taça. Refrigerar até ao momento de servir.

20. Pequeno-almoço de pêssego
Ingredientes
85g de açúcar
130g de açúcar amarelo
100g de mistura para bolo (*buttermilkbaking mix*)
100g de mistura para panqueca de trigo integral
4 ovos
4 colheres de chá de baunilha

4 colheres de manteiga derretida
1 lata de 375 ml de leite evaporado
8 a 10 pêssegos, descascados, descaroçados e fatiados
1 ½ de chá de canela

Preparação

Misturar os açúcares e misturas para bolo e panqueca.

Adicionar ovos e baunilha. Misturar bem.

Adicionar a manteiga e o leite. Misturar bem.

Adicionar pêssegos e canela. Misturar bem.

Despejar em panela de cozedura lenta untada.

Tapar e cozinharno LOW durante 6 a 8 horas.

Servir quente.

21. Risotto de cevada e cogumelos

Ingredientes

2 colheres de sopa de azeite virgem extra
1 cebola grande finamente picada
Sal Kosher e pimenta preta recém moída
450g de cogumelos cremini fatiados
190g de cevada perolada
4 raminhos de tomilho fresco

225g de cenoura finamente picada
710 ml de caldo de vegetais com baixo teor de sódio
30g queijo Parmesão ralado
1 colher de sopa de vinagre de xerez
Salsa fresca picada

Preparação

Aquecer o azeite numa frigideira grande em fogo médio-alto. Adicionar as cebolas e 1/8 colher de chá de cada sal e pimenta e deixar cozinhar, mexendo ocasionalmente, até dourar levemente, cerca de 5 minutos.

Adicionar os cogumelos e cozinhar, mexendo ocasionalmente, até dourar, cerca de 2 minutos. Misturar a cevada e o tomilho e cozinhar, mexendo, até que a cevada esteja apenas dourada, cerca de 2 minutos.

Transferir para a panela de cozedura lenta e adicionar as cenouras, caldo, 375 ml de água e 1/4 colher de chá de sal. Tapar e cozinharno HIGH até que o líquido seja absorvido e as cenouras e cevada estejam macios, cerca de 3 horas.

Descartar o tomilho e misturar o parmesão, vinagre, 1/2 colher de chá de sal e 1/4 colher de chá de pimenta. Diluir o risotto com água morna para a consistência desejada, conforme necessário. Polvilhar com salsa e temperar a gosto com sal e pimenta.

Pratos Principais

Receita de Perna de Frango com Cranberry na Crockpot

Tempo de Preparo: 4 horas

Porções: 10

Ingredientes:

8 a 10 pernas de frango

240 gramas de molho Classic Catalina

1 lata de molho de cranberry (420 gramas)

Modo de Preparo:

Em uma crockpot arrange as pernas de frango em formato circular

Tampe e cozinhe por 3 horas em fogo alto

Transfira o líquido para uma tigela

Adicione o molho de cranberry e o molho Classic Catalina e misture bem

Adicione a mistura de volta à panela e cozinhe por mais uma hora.

Receita de Almôndega com Molho Barbecue na Crockpot

Tempo de Preparo: 8 horas

Porções: 4 - 6

Ingredientes:

Almôndegas pré-prontas congeladas (780 gramas)

Pote de geléia de uva (540 gramas)

Garrafa de molho barbecue (540 gramas)

Modo de Preparo:

Combine a geléia de uva com o molho barbecue.

Misture bem e reserve

Coloque as almôndegas em sua crockpot

Adicione a mistura do molho por cima das almôndegas

Tampe e cozinhe por 2 horas em fogo alto

Sirva quente.

Peito de Peru Recheado com Pecã e Figo

Tempo de Preparo: 2 horas

Porções: 4 - 6

Ingredientes:

1 xícara de figos secos picados

1 cebola marrom em fatias finas

1 ½ quilos de filé de peito de peru

2 xícaras de pão ralado

2 colheres de sopa de vinagre

2 colheres de sopa de azeite de oliva

1 xícara de caldo de galinha

9 gramas de manteiga

2 dentes de alho amassados

½ xícara de pecãs picadas grosseiramente

Modo de Preparo:

Na crockpot acrescente o azeite e a cebola.

Mexa por um minuto e adicione o alho, os figos e o vinagre

Mexa por um minuto e reserve em um prato

Adicione o pão, sal, pimenta do reino e as pecãs e misture.

Faça uma abertura nos peitos de peru e acrescente a mistura com cuidado

Use um fio culinário para atá-los e os transfira para uma tigela

Adicione sal, pimenta e azeite e espalhe bem

Na crockpot derreta a manteiga e acrescente o caldo de frango

Acrescente os peitos de peru cuidadosamente

Tampe e cozinhe em fogo médio por 2 horas

Sirva quente

Bife à Rolê com Cebolinha na Crockpot
Tempo de Preparo: 2 horas

Porções: 4 - 6

Ingredientes:

450 gramas de carne bovina cortada em fatias finas

2 maços de cebolinha, cortados em pedaços de 15 centímetros

1 colher de sopa de óleo de coco

Para a marinada:

⅓ xícara de molho de soja sem glúten

1 colher de chá de óleo de gergelim

1 colher de sopa de substituto de açúcar granulado

⅓ xícara de vinagre de sakê

1 colher de chá de sriracha

1 colher de sopa de gengibre picado

2 colheres de sopa de molho de peixe

1 dente de alho picado

1 colher de chá de tamarindo concentrado (opcional)

Modo de Preparo:

Em uma tigela grande acrescente todos os ingredientes da marinada e misture

Corte os bifes em quadrados de 15 por 15 centímetros

Enrole cada bife em volta de uma cebolinha

Prenda bem os rolinhos e adicione à marinada

Em uma crockpot adicione os rolinhos e a marinada e tampe

Cozinhe em fogo baixo por 2 horas

Sirva quente

Crostini de Carne, Queijo de Cabra e Mel

Tempo de Preparo: 3 horas

Porções: 4

Ingredientes:

1 baguete ou pão de forma em fatias finas

120 gramas de queijo de cabra

2 colheres de sopa de azeite de oliva

3 colheres de sopa de leite ou creme de leite

4 beterrabas médias, descascadas e cortadas em cubos

Mel, para borrifar

Modo de Preparo:

Unte a crockpot com azeite

Adicione as beterrabas e tampe

Cozinhe por 1 hora em fogo baixo

Arranje as fatias de pão por cima

Misture bem o leite e o queijo de cabra

Adicione à crockpot e cozinhe por 2 horas em fogo baixo

Adicione mel antes de servir

Carne Assada com Cranberry e Tempero Balsâmico

Tempo de Preparo: 6 horas

Porções: 6

Ingredientes:

1 ½ quilo de lombo de porco enrolado

2 colheres de chá de erva doce

24 gramas de manteiga

1 colher de chá de pimenta em flocos (opcional)

2 colheres de chá de sal marinho

2 cebolas roxas grandes, cortadas na metade e em fatias finas

2 colheres de chá de sementes de cominho

½ xícara de molho de cranberry com pedaços

2 colheres de chá de óleo vegetal

2 colheres de sopa de vinagre balsâmico

Modo de Preparo:

Em uma crockpot, adicione o lombo com ½ xícara de água

Adicione sal, pimenta, óleo, cominho, pimenta em flocos e erva doce

Tampe e cozinhe em fogo baixo por 5 horas

Adicione a manteiga, a cebola, o vinagre e o molho de cranberry e cozinhe por mais 1 hora

Ombro de Porco com Feijão Branco
Tempo de Preparo: 6 horas

Porções: 8

Ingredientes:

3 latas de feijão branco pré cozido sem caldo

1 ½ quilo de carne de ombro de porco desossada e sem gordura

2 colheres de sopa de sálvia fresca picada

2 colheres de chá de sal

2 colheres de sopa de óleo vegetal

1 colher de chá de pimenta do reino

6 dentes de alho, cortados grosseiramente

Para servir:

¼ de xícara de salsinha picada

2 colheres de sopa de vinagre balsâmico

½ xícara (60 gramas) de queijo parmesão ralado

¼ de xícara de mel

Modo de Preparo:

Unte sua crockpot com óleo

Tempere o porco com sal, pimenta e óleo, esfregando bem, e adicione à crockpot

Tampe e cozinhe por 1 hora

Adicione os feijões, o alho e a sálvia

Tampe e cozinhe por mais 5 horas

Adicione salsinha, queijo, vinagre e mel antes de servir

Costeleta de Porco Abafada na Crockpot

Tempo de Preparo: 8 horas

Porções: 4

Ingredientes:

4 fatias de bacon cortadas em pedaços de 1 centímetro

¼ colher de chá de sal

4 costeletas de porco

2 colheres de chá de molho Worcestershire

2 folhas de louro

½ colher de chá de pimenta do reino

1 ½ xícara de caldo de galinha

1 cebola branca, cortada pela metade e em fatias grossas

2 dentes de alho cortados em pedaços finos

2 colheres de sopa de água

Modo de Preparo:

Tempere seu porco usando sal e pimenta

Adicione o porco em sua crockpot, seguido pelo bacon

Tampe e cozinhe por 4 horas

Adicione as cebolas, alhos, caldo, folhas de louro, molho, tampe e cozinhe por mais 4 horas

Presunto com Queijo Gratinado na Crockpot

Tempo de Preparo: 6 horas

Porções: 6

Ingredientes:

3 xícaras de leite

300 gramas de batatas com casca cozidas no leite

300 gramas de sopa de queijo cheddar concentrada

2 xícaras de presunto cozido cortado em cubos

2 xícaras de água fervente

2 latas (330 gramas cada) de milho, pimentão vermelho e pimentão verde, sem caldo

Modo de Preparo:

Unte a crockpot

Adicione o presunto, leite, sopa de queijo, milho, pimentões, água e batatas

Tampe e cozinhe por 6 horas em fogo baixo

Sirva quente

Coxa de Peru com Molho Doce e Picante na Crockpot

Tempo de Preparo: 4 horas

Porções: 8 - 10

Ingredientes:

4 coxas de peru (360 gramas)

1 colher de chá de cebola em pó

1 ½ xícaras de cranberries secas

1 colher de chá de alho granulado

¼ xícara de mel

4 colheres de chá de mostarda moída

½ xícara de ketchup

4 colheres de chá de paprica

Sal kosher e pimenta do reino moída

2 colheres de sopa de extrato de tomate

½ xícara e 2 colheres de sopa de vinagre de maçã

Mini pães de batata para acompanhar

Modo de Preparo:

Combine ½ copo de vinagre com cranberries em uma tigela para microondas

Aqueça no microondas por apenas 1 minuto

Em um liquidificador, adicione a mistura seguida de páprica, alho, sal, mel, cebola, extrato de tomate e ketchup e bata até ficar liso

Adicione um terço da mistura em uma crockpot

Adicione as coxas de peru e tempere usando sal e pimenta

Tampe e cozinhe por aproximadamente 4 horas

Tire as coxas e deixe esfriar

Desfie-as com uma faca e as adicione de volta à crockpot

Sirva com o restante da mistura de ketchup, pão e salada

Recheios e Molhos

Receita de Molho de Peru Cremoso

Tempo de Preparo: 30 minutos

Porções: 1 xícara

Ingredientes:

¼ xícara de leite integral

2 colheres de sopa de amido de milho

⅛ de colher de chá de sal

2 colheres de sopa de gordura de peru assado

2 xícaras de caldo de galinha

⅛ colher de chá de pimenta do reino

Modo de Preparo:

Combine o amido de milho, o sal, a gordura e a pimenta em uma tigela

Misture bem e adicione o leite e o caldo

Adicione a mistura em uma crockpot e cozinhe por 30 minutos em fogo alto

Receita de Recheio na Crockpot

Tempo de Preparo: 4 horas

Porções: 4 - 6

Ingredientes:

1 xícara de aipo picado

440 gramas de caldo de galinha

¼ de xícara de manteiga

6 xícaras de pão dormido picados em cubos

½ colher de chá de pimenta do reino

1 colher de chá de sálvia em pó

1 xícara de cebola picada

6 xícaras de pão integral dormido cortados em cubos

1 colher de chá de sal

1 colher de chá de tempero para aves

2 ovos grandes batidos

Modo de Preparo:

Combine o tempero para aves, sal, sálvia, cubos de pão e pimenta em uma tigela e misture

Adicione os ovos batidos e o caldo

Em uma crockpot derreta a manteiga e frite o aipo e a cebola

Adicione a mistura na crockpot e misture bem

Tampe e cozinhe em fogo baixo por aproximadamente 4 horas

Acompanhamentos

Batatas Cremosas

Tempo de Preparo: 2 horas

Porções: 4 - 6

Ingredientes:

2-3 colheres de sopa de azeite de oliva extra virgem

½ xícara de queijo parmesão ralado

24 batatas baby Yukon ou batatas vermelhas

½ xícara de creme fraiche ou creme azedo

120 gramas de panceta de peru defumado desfiada

5 colheres de sopa de cebolinha picada

2 colheres de chá de tomilho picado

Sal marinho e pimenta do reino a gosto

Modo de Preparo:

Unte sua crockpot usando azeite ou manteiga

Adicione as batatas e um fio de azeite de oliva por cima.

Tempere com tomilho, sal e pimenta do reino

Cubra e cozinhe em temperatura baixa por uma hora

Adicione o peru defumado, o creme cebolinha e misture

Cubra e cozinhe por mais uma hora em temperatura baixa

Cassarola de Batata Doce

Tempo de Preparo: 2 horas

Porções: 4

Ingredientes:

½ xícara de açúcar

½ xícara de açúcar mascavo

4 xícaras de batata doce, cortadas em cubos

2 ovos batidos

4 colheres de sopa de manteiga amaciada

½ xícara de leite

½ colher de chá de extrato de baunilha

3 colheres de sopa de manteiga amaciada

½ xícara de pecãs picadas

Modo de Preparo:

Na sua crockpot, ferva as batatas doces com água por 30 minutos em temperatura alta

Escorra a água e amasse as batatas com um amassador.

Em uma tigela combine as batatas amassadas com manteiga, açúcar, baunilha, sal e ovos

Misture bem

Adicione o açúcar mascavo e farinha

Finalmente adicione as pecãs e misture delicadamente de fora para dentro

Adicione a mistura em xícaras e cubra com papel alumínio

Coloque tripés e adicione um copo de água em sua crockpot

Coloque as xícaras no topo dos tripés e cozinhe em temperatura baixa por uma hora.

Cassarola de Vagem na Crockpot
Tempo de Preparo: 3 horas

Porções: 4

Ingredientes:

600 gramas de vagens congeladas

1 lata de sopa de cogumelos cremosa

¼ colher de chá de sal

84 gramas de cebola frita

⅓ xícara de leite

¼ colher de chá de pimenta do reino

Modo de Preparo:

Em uma crockpot adicione as vagens, cebola, leite, pimenta do reino, sal e a sopa de cogumelo

Mexa com uma espátula e tampe

Cozinhe em temperatura média por aproximadamente 3 horas

Receita de Cenouras e Ervilhas na Manteiga e Mel

Tempo de Preparo: 5 horas

Porções: 6

Ingredientes:

450 gramas de cenouras cortadas em rodelas

¼ xícara de água

4 dentes de alho amassados

1 cebola grande picada

⅛ de colher de chá de pimenta branca

¼ xícara de manteiga em cubos

¼ xícara de mel

1 colher de chá de sal

1 colher de chá de manjerona seca

1 pacote (480 gramas) de ervilhas congeladas

Modo de Preparo:

Adicione as ervilhas, manjerona, pimenta branca, manteiga, mel, alho, cebola, água e cenouras em sua crockpot

Mexa bem e cozinhe com a panela tampada por 5 horas em temperatura baixa

Sirva quente

Receita de Milho com Queijo na Crockpot

Tempo de Preparo: 3 horas

Porções: 12

Ingredientes:

2 colheres de sopa de açúcar

3 colheres de sopa de leite

9 e ½ (1 e ½ kg) milhos congelados

¼ xícara de manteiga em cubos

330 gramas de cream cheese em temperatura ambiente

3 colheres de sopa de água

6 fatias de queijo americano processado

Modo de Preparo:

Em sua crockpot, adicione a manteiga, milho, leite, açúcar, cream cheese e água

Tampe e cozinhe por 3 horas em temperatura baixa

Sobremesas

Receita de Maçã com Crosta Caramelada

Tempo de Preparo: 3 horas

Porções: 3

Ingredientes:

3 xícaras de maçãs ácidas sem casca cortadas em fatias finas

¼ xícara de aveia em flocos

¼ xícara de manteiga fria em cubos

⅓ xícara de mistura para creme de caramelo

¼ de xícara de farinha de trigo

⅓ de xícara de açúcar mascavo

½ colher de chá de canela em pó

Sorvete de baunilha, opcional

Modo de Preparo:

Adicione as maçãs à crockpot

Adicione a aveia, canela, farinha, açúcar mascavo e a mistura para creme de caramelo.

Adicione a manteiga e misture bem

Tampe e cozinhe em temperatura baixa por 3 horas

Sirva frio com sorvete

Sobremesa de Maçãs Doces Recheadas na Crockpot

Tempo de Preparo: 3 horas

Porções: 4

Ingredientes:

4 maçãs sem o miolo

2 colheres de sopa de canela

¼ xícara de manteiga de amendoim sem açúcar

1 pitada de sal

1 pitada de noz moscada

3 colheres de sopa de coco ralado

½ xícara de manteiga de coco derretido

1 xícara de água

Modo de Preparo:

Em uma tigela misture a manteiga de amendoim, a manteiga de coco, canela e noz moscada

Misture usando um batedor

Em uma crockpot untada arranje as maçãs

Adicione água e tampe

Cozinhe por 2 horas

Adicione a mistura de manteiga e cozinhe por mais 1 hora

Sirva frio

Bolo de Chocolate Amanteigado

Tempo de Preparo: 3 horas

Porções: 4

Ingredientes:

1 xícara de farinha de trigo

1 colher de chá de baunilha

3 colheres de sopa de cacau em pó

½ xícara de açúcar

½ xícara de leite de soja

2 xícaras de água fervente

1 e 1/2 colher de chá de fermento em pó

3 colheres de sopa de margarina vegana

½ xícara de manteiga de amendoim vegana

Modo de Preparo:

Em uma tigela misture a margarina vegana, baunilha, fermento em pó, leite, cacau em pó, manteiga de amendoim e açúcar

Adicione a farinha e mexa delicadamente

Adicione mistura em uma forma para torta untada

Cubra usando papel alumínio

Coloque a forma em sua crockpot

Despeje a água fervente e tampe

Cozinhe em temperatura baixa por 3 horas

Conclusão

Depois de passar pelo e-book inteiro você não quer pegar uma crockpot e começar a experimentar? Pode levar alguns dias para você se acostumar com o novo jeito de cozinhar, mas depois de uma semana com este incrível sistema de cozimento você deve ver quão conveniente a vida fica! Do café da manhã às sobremesas, você dependerá deste único utensílio para tudo. Isto também significa menos limpeza para fazer após cozinhar. Para as festas não há outra opção por aí que ofereça as mesmas deliciosas refeições com esta mesma facilidade.

www.ingramcontent.com/pod-product-compliance
Lightning Source LLC
LaVergne TN
LVHW012000070526
838202LV00054B/4982